3분만 바라보면 뇌가 젊어진다

뇌의 노화를 예방하는 '기적의 그림 훈련법'

3분만
바라보면
뇌가
젊어진다

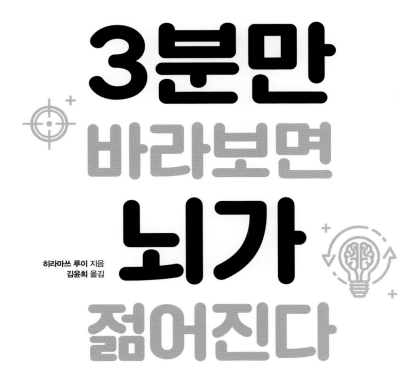

히라마쓰 루이 지음
김윤희 옮김

쌤앤파커스

목차

PART 1 훈련 1주 차   Day 1~Day 7

PART 2 훈련 2주 차   Day 8~Day 14

그림 몇 개만 바라보면
젊은 뇌를 가질 수 있다!

"단어가 쉽게 떠오르지 않아요.", "말할 때 자꾸만 더듬거려요.", "머리가 멍할 때가 많아요.", "치매에 걸릴까 봐 불안해요." 진료하다 보면 환자분들이 이런 고민을 털어놓곤 합니다. 여러분도 어떻게든 뇌의 노화를 늦춰보려 이런저런 방법을 시도했을 수도 있습니다. 그런데 혹시 지금까지 도전한 방법이 전부 성공적이지 못했나요? 그렇다면 그 실패에 짐작 가는 부분은 있나요? 아, 우선 귀찮지요. 기존의 방법은 스도쿠나 낱말 퍼즐처럼 계산하거나 머리를 써야 하니까요. 꾸준히 훈련하기 번거롭고, 효과가 있는지 모르겠다는 분들이 많습니다.

하지만 아직 포기하긴 이릅니다. 그런 문제를 해결하려고 이 책이 만들어졌으니까요. 이번에는 유효시야를 넓혀 뇌 노화를 예방하는 '뇌 지각 훈련법'을 소개하려 합니다. "안과 의사가 뇌 기능을 이야기한다고?"라며 의아해할지도 모르겠네요. 하지만 뇌 기능을 이야기할 때 의외로 '눈'부터 주목하는 경우가 많답니다. 특히 뇌의 노화는 눈에서부터 논의를 시작해야 하거든요.

영국의 UK 바이오뱅크 연구에 따르면, 시력이 좋지 않은 사람은 뇌가 노화할 확률이 무려 78%나 높다고 합니다. 뇌에서 처리하는 정보 대부분이 눈으로 들어오기 때문이지요. 유효시야와 뇌 기능의 관계성은 일찍이 많은 연구를 통해 주목받아 왔습니다. 하지만 정작 뇌 노화의 위험성을 대폭 줄일 수 있다는 사실까지 알게 된 건 그보다 한참 후의 일이지요. 더불어 눈으로 뇌를 단련하는 훈련법은 아직까지 대중적으로 널리 알려지지 않았습니다.

그래서일까요? 두근거리는 마음입니다. 드디어 많은 분들에게 유효시야를 단련하는 법을 알릴 수 있게 되어 기쁩니다. 누구에게나 의미 있는 4주가 되기를 진심으로 바랍니다!

어떤 원리로 뇌가
좋아지는 걸까?

    나이를 먹을수록 타인과 감정적으로 부딪치는 일이 늘어나거나, 상대방의 기분에 둔감해지는 분들이 많습니다. 같은 대상을 마주하더라도 젊은 사람에 비해 얻을 수 있는 정보가 극단적으로 적어지기 때문입니다. 나이가 들면 누구나 유효시야가 좁아지거든요. 유효시야가 좁아져 뇌로 들어오는 정보가 적어지면, 뇌는 게을러집니다. 뇌가 게을러지면 유효시야는 점점 더 좁아지겠지요. 이런 악순환이 뇌의 노화를 진행하고, 급기야는 치매까지 유발하는 겁니다.

우리의 뇌는 항상 수많은 정보를 처리하고 있습니다. 그리고 그 정보는 대부분 눈으로 들어오지요. 따라서 유효시야가 넓은 사람과 좁은 사람은 같은 경험에서 얻을 수 있는 정보량의 차이가 클 수밖에 없습니다. 그러니 뇌 지각 훈련법을 통해 유효시야를 넓히는 것이 뇌를 젊게 유지하는 가장 본질적 접근 방법이라 할 수 있지요. 치매도 마찬가지입니다. 치매의 원인은 다양하지만, 중요한 건 뇌 기능이 둔해져 발병한다는 사실이니까요. 유효시야가 넓어지면 뇌가 활발하게 활동하여 뇌의 노화를 예방할 수 있는 거지요.

그런데 아무리 뇌를 활성화하기 위해서라지만 "과하게 사용하면 방전되지 않을까?"라는 걱정이 들 수도 있습니다. 괜한 기우라고 미리 얘기드리지요. 유효시야가 넓어지면, 정면을 바라보며 동시에 주변을 의식할 수 있는 뇌의 분산적 사용법도 함께 단련되거든요. 단순히 대용량의 정보를 받아들이는 것뿐만 아니라, 뇌를 효율적으로 사용하는 방법까지 익히게 됩니다.

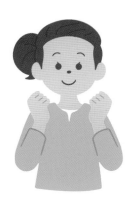

길을 걷다가 자동차 경적을 들었다고 가정해볼까요? 유효시야가 넓은 사람은 소리를 의식하면서 동시에 주변의 시각 정보에도 눈을 돌려, 위험 요소가 없는지 확인할 수 있습니다. 반면 유효시야가 좁은 사람은 '경적'이라는 정보를 처리하느라 정신이 없어, 주변의 시각 정보를 미처 확인하지 못합니다. 종종 "저 사람은 시야가 참 넓어."라는 말을 하곤 하는데요. 이런 표현이 단순한 비유가 아닌 거지요.

유효시야가 넓어지면 여태껏 의식하지 못하고 있던 다채로운 변화들이 눈에 쏙쏙 들어옵니다. 그러면 마음도 함께 넓어져 대상을 다양한 시점으로 바라볼 수 있게 되겠죠. 넓은 시야는 언제까지나 건강하고 젊게 살 수 있는 비결입니다.

유효시야가 넓은 사람

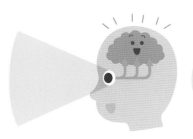

뇌로 들어오는 정보가 많다!

유효시야가 좁은 사람

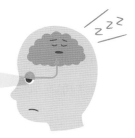

뇌로 들어오는 정보가 적다!

도대체 유효시야가 뭐지?

　유효시야는 운전 능력을 측정하는 지표입니다. 그렇다면 시야와는 어떻게 다를까요? 보통 우리가 무언가를 보았을 때, 안구에 비친 정보를 뇌가 처리하며 '보았다'라고 인지합니다. 다시 말해서 '보다'의 대부분을 뇌가 담당하는 거지요. 시야의 의학적 정의는 '정지한 상태에서 한쪽 눈에 사물이 보이는 범위'를 말합니다. 단적인 범위만을 가리키는 용어이기에 그 이상도 이하도 아닙니다.

　반면 유효시야는 주변에 무엇이 있으며 어떤 일들이 일어나고 있는가를 판별하고, 적절하게 대처할 수 있는 시각의 범위와 그 능력입니다. 단순하게 '보인다'라는 사실뿐 아니라, '그 범위 안에 있다면 적절하게 대처할 수 있다'라고 말할 수 있는 범위가 바로 유효시야인 거지요.

　여러분이 운전한다고 생각해보세요. 정면 유리창으로 내다보이는 경치의 범위를 '시야'라고 한

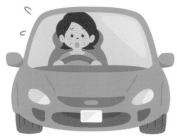

다면, 시야 안에 보이는 신호등과 반대 방향의 차량 그리고 보행자의 움직임에 주의하면서 '지금 여기서 브레이크를 밟아야지'라고 즉각 반응할 수 있는 범위 및 능력을 '유효시야'라고 이해하면 됩니다.

애초에 유효시야 훈련법은 교통사고 방지를 위해 개발되었습니다. 유효시야가 넓으면 교통사고 발생률이 줄어든다는 것은 이미 다양한 연구를 통해 보고되기도 했지요. 즉 인지기능은 높지만 유효시야가 좁은 사람과 인지기능은 낮지만 유효시야가 넓은 사람을 비교했을 때 교통사고를 일으킬 확률이 높은 건 유효시야가 좁은 쪽입니다. 인지기능뿐 아니라 '뇌 기능 레벨'을 종합적으로 측정해주는 지표가 유효시야니까요.

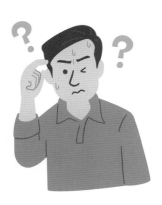

미국의 플로리다대학교와 애리조나대학교에서 65~89세의 건강한 고령자 256명을 대상으로 연구한 결과, 지속적으로 유효시야를 단련한 사람은 그렇지 않은 사람에 비해 전두엽, 측두엽, 두정엽, 후두엽 양측의 소뇌, 중앙구조, 도엽까지 뇌 기능이 전반적으로 활성화 상태에 있다는 것을 알게 되었습니다. 유효시야만 잘 단련해도 뇌 기능의 종합적인 능력이 높아진다고 할 수 있는 거지요.

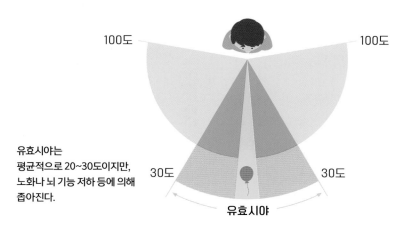

100도   100도

유효시야는
평균적으로 20~30도이지만,
노화나 뇌 기능 저하 등에 의해   30도   30도
좁아진다.

유효시야

뇌 지각 훈련법을 해보자!

방법은 아주 간단합니다. 하루 3분만 투자하면 됩니다. 아래 그림의 중심에 있는 LOOK! 마크를 보면서, 질문에 따라 주변의 그림을 판별하면 됩니다. 그리고 이 책만 있다면 어디에서든 가능합니다. 이런 훈련법이라면 다른 방법들은 귀찮아서 포기했던 분들도 계속할 수 있겠죠? 정말 이것뿐입니다!

1 눈과 우측 그림의 거리는 20cm로 둔다.

2 중심에 있는 LOOK! 마크에서 시선을 떼지 않고 퀴즈를 푼다.

예) 빨간 동그라미 위의 그림 중에서 모양이 다른 하나는 어느 구역에 있나요?

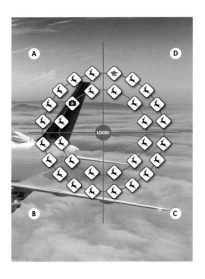

하지만 아무리 간단한 훈련법이라도 효과에 대한 신뢰가 없다면 지속하기 어렵습니다. 이 훈련법은 증명된 과학적 근거에 기초합니다. 하버드대학교, 플로리다대학교를 비롯한 유수의 연구기관에서 뇌 기능 활성화에 유효하다는 실험 결과를 입증했습니다. 특히 치매 발병률은 무려 29%나 떨어뜨린다지요.

세계에서 유일하게 약물을 사용하지 않는 치매 예방법으로 서양의 여러 나라에서는 수년 전부터 일반인들에게도 적용하고 있습니다. 이제 여러분의 차례입니다. 아주 간단한 하루 3분 그림 트레이닝으로 기적을 경험할 수 있습니다.

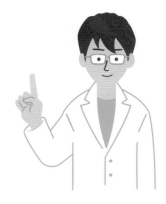

유효시야를 단련한 사람의 뇌를 보면 전두엽, 측두엽, 두정엽, 후두엽 등 뇌 전체가 뚜렷하게 활성화된 것을 볼 수 있습니다. 그렇다면 왜 여태껏 활용하지 않았을까요? 여러분도 뇌 기능 활성화를 위해 여러 방법을 시도했을 겁니다. 전문기관이라고 다르진 않지요. 처음엔 당연히 시행착오가 있습니다. 여러 나라를 중심으로 열정적인 분위기 속에서 연구가 진행되어 왔지만, 구체적인 형태와 시스템을 마련하지는 못했던 것이 사실입니다. 암기나 사고법 훈련을 아무리 열심히 해도 치매 발병 위험성은 변하지 않았거든요. 그런데 뇌 지각 훈련법을 통해서는 현저하게 낮아진 것입니다.

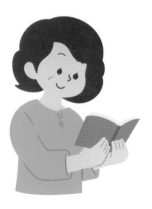

어떻게 이 훈련법으로는 가능했을까요? 한마디로 말하면 유효시야를 단련할 수 있는 훈련법이기 때문입니다. 유효시야란 적절하게 대처할 수 있는 시야 범위와 그 능력을 뜻한다고 했지요. 다시 한번 운전을 생각해 봅시다. 시야에 들어온 보행자를 인식하면서 브레이크를 밟는 능력도 유효시야입니다. 이러한 유효시야가 넓어지면 뇌로 전달하는 정보량이 훨씬 많아집니다. 뇌가 활발하게 작동하지 않을 수가 없는 거지요.

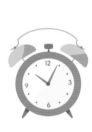
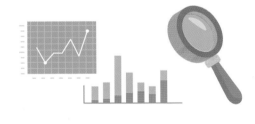

'뇌 지각 훈련법'의 네 가지 특징

1 하루 3분 바라만 보면 OK!

하루 3분, 한 페이지씩 바라만 보면 됩
니다. 중심의 LOOK! 마크를 보면서 주변
에 놓여 있는 그림에 관한 퀴즈를 풀면
됩니다.

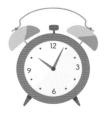

2 유일하게 과학적으로 증명된 훈련법!

하버드대학교를 비롯한 세계 정상급
연구기관들로부터 입증된 많은 데이
터에 기초하여 개발했습니다. 컴퓨터
나 스마트기기를 사용한 훈련도 가능
합니다.

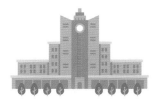

③ 10년 동안 지속되는 효과!

뇌 지각 훈련법은 한 번의 훈련으로 10년 동안 효과가 지속됩니다. 4주 동안 열심히 훈련한다면, 꾸준히 여러분의 뇌에 긍정적인 영향을 줄 것입니다.

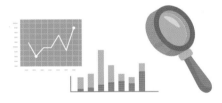

④ 남녀노소 누구나 OK!

퀴즈를 풀 수 있다면 누구나 가능합니다. 아이부터 노인까지 온 가족이 함께 즐길 수 있습니다.

1 밝은 장소에서, 책과의 거리는 20cm로 가깝게 하세요!

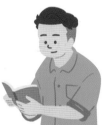

평소 독서할 때와 비슷한 밝기에서 훈련 하세요. 책과 눈의 거리는 20cm로 너무 멀지 않은 것이 적당합니다.

2 **LOOK!** 마크에서 시선을 떼지 마세요!

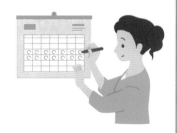

시선이 움직여도 효과에 큰 영향을 미치지는 않습니다. 하지만 퀴즈를 최대한 즐기려면 중심에서 시선을 떼지 않는 것이 좋습니다.

③ 처음에는 가볍게 훈련하세요!

익숙해지기 전에는 훈련이 어렵다고
느껴질지도 모릅니다. 너무 부담 갖지
마세요. 무리하지 않고 가볍게 훈련하
길 바랍니다.

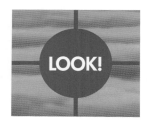

④ 교정시력으로 진행하세요!

평소 사용하는 콘택트렌즈나 안경, 돋보기를 착용하고 진행하
세요. 만약 시력이 좋지 않다면 교정 기구를 착용하는 게 더 효
과적입니다.

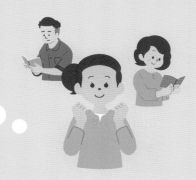

독자들의 놀라운 후기

**메시지를 읽을 때 실수가 놀랄 정도로 줄었고,
읽는 속도도 빨라졌어요!**
— N(50대 여성)

집중력이 올라간 건지 주의력이 좋아진 건지 아니면 두 가지가 모두 개선된 건지는 모르겠는데요. 메일이나 문자 메시지를 읽을 때 실수가 어마어마하게 줄었어요. 그동안은 내용을 자꾸 빼먹고 읽어서, 딸아이한테 "엄마, 전에 문자로 말했잖아."라며 핀잔을 들었던 적이 많거든요. 요즘은 이전보다 정확하게 읽을 수 있게 되었어요!

주변 사람들과 나눈 대화를 깜빡하지 않게 됐어요! 그저께 먹은 저녁 메뉴까지 기억난다니까요!

— A(60대 남성)

'머리 쓸 기회가 너무 줄었어'라는 생각이 들었습니다. 반신반의하는 마음으로 도전했는데, 시작하자마자 좁은 범위의 그림도 제대로 구별하지 못해 깜짝 놀랐어요. 3주 차인 지금도 여전히 어렵지만, 점점 시야가 넓어지고 있다는 걸 느껴요. 그 덕분인지 처음 들은 뉴스나 주변 사람들의 이야기를 깜빡하지 않게 되더라고요. 그저께 먹은 저녁 메뉴까지 금방 기억이 난다니까요!

고령의 어머니가 새롭게 도전하는 걸 보니 기뻐요!

— S(30대 여성)

어머니가 건망증이 심해져 걱정되는 마음에 이 책을 선물했습니다. 처음에는 이해도 못 하고, 관심도 없더라고요. '너무 어렵나'라는 생각에 사실 반쯤 포기하고 있었습니다. 그런데 제가 계속 설명하니까 조금씩 이해하는 것 같았고, 문제를 푸는 방법을 알게 되니 즐겁게 도전하시더라고요. 새로운 일에 도전하는 것만으로도 뇌에 자극이 되잖아요. 앞으로도 어머니가 이 훈련법을 지속했으면 좋겠어요!

"유효시야가 이렇게 좁았다니!" 하고 깜짝 놀랐어요!
지금은 손주와 자연스럽게 이야기를 나눠요!

– O(70대 남성)

처음에는 '이게 퀴즈야? 너무 간단한데'라고 생각했는데, 막상 문제를 풀다 보니 어려웠어요. "나의 유효시야가 이렇게 좁았다니!" 하며 놀라기도 했습니다. 하지만 훈련을 계속할수록 단어가 매끄럽게 나오는 느낌이 들더라고요. 특히 다섯 살짜리 손주와 이야기를 하는데, 손주한테 배운 게임의 등장인물 이름이 줄줄 나오는 걸 느끼고 신이 났어요. 생각보다 빨리 효과를 본 것 같아 기분이 좋네요!

아침에 훈련하고 나면 하루 종일 머리가 쾌적해서
"머리 회전이 빨라졌나?" 싶다니까요!

– W(40대 여성)

아침마다 훈련을 하고 있어요. 지금까지는 일어나면 머리가 한참 동안 멍해서, 일을 시작해도 개운하지 않았거든요. 그런데 아침에 '뇌 지각 훈련법' 퀴즈를 풀면 온종일 머리가 개운하고 쾌적한 거 있죠? 3주 차 정도부터는 다음에 해야 할 일이나 하고 싶은 말이 저절로 떠올라서 머리 회전이 엄청 빨라진 것 같은 기분이 들었어요!

이전보다 주변을 의식하며 신중하게 운전해요!

– N(60대 남성)

이 나이 먹도록 운전하면서 불안했던 적은 없지만, 아들 때문에 거의 반강제적으로 훈련을 하게 됐습니다. 유효시야라는 말을 알게 되고, 저의 유효시야가 좁다는 사실을 알게 되니 운전할 때 불안한 마음이 생겼어요. 나름대로 꽤 시야가 넓어서 운전을 잘하고 있다고 자부했는데, 스스로 과신하고 있었는지도 모르겠네요. 그 이후로는 운전할 때 유효시야를 의식하면서 좀 더 주변을 신경 쓰고 있어요!

젊은이들의 대화를 따라갈 수 있게 되었어요!

– K(50대 여성)

업무 특성상 20~30대 젊은이들과 일할 때가 많습니다. '젊은 사람들은 말이 엄청 빠르구나'라는 걸 절실히 느껴요. 예전에는 그런 생각을 해 본 적이 없어서 '내가 많이 늙었구나' 하는 생각이 들었습니다. 대화 속도뿐만 아니라 새로운 소재나 화젯거리를 소화하는 것이 어려워 뒤로 물러나는 일들이 많아지더라고요. 그런데 훈련을 꾸준히 하니 예전보다 훨씬 젊은이들의 이야기를 잘 따라가게 되었어요. 자신감도 많이 향상된 기분이에요!

드디어 실전! '뇌 지각 훈련법'을 해봐요

그럼 본격적으로 '뇌 지각 훈련법'을 설명하겠습니다. 우선 아래의 퀴즈를 읽어보세요.

Q1. 빨간 동그라미 위의 그림 중에서 모양이 다른 하나는 어느 구역에 있나요?
Q2. 'Q1'의 모양이 다른 하나는 무엇인가요?
Q3. 초록 동그라미 위의 그림 중에서 모양이 다른 하나는 어느 구역에 있나요?

정답 Q1: A   Q2: 카메라   Q3: D

눈과 우측 그림의 거리는 20cm 정도로 가까이 유지합니다. 그런 다음 중앙의 (LOOK!) 마크를 응시하며 주위의 그림을 살펴보세요. 이때 시선은 (LOOK!) 마크에 두고 움직이지 않아야 합니다. 그리고 위의 질문에 대답해보세요. 시선이 주변으로 흩어져도 괜찮습니다. 다시 한번 정가운데를 바라보면서 주변 그림을 확인하세요. 시도하는 자체가 중요한 것이지, 정답을 틀려도 큰 문제가 되지 않습니다.

빨간색과 초록색 두 개의 동그라미는 여러분이 거의 의식하지 못할 만큼, 매주 조금씩 크게 보일 겁니다. 더불어 여러분의 유효시야도 함께 성장하겠지요. 여유가 있으신 분은 각각의 동그라미에서 다른 그림이 속해 있는 구역을 재빠르게 훑어보면서 확인해보세요. 속도감을 의식하며 시도한다면 더 큰 효과를 볼 수 있습니다. 이 훈련이 익숙해지면 하루 3분 이상 지속해도 괜찮습니다. 그러나 몸 상태에 이상을 느낀다면 즉시 중단하세요.

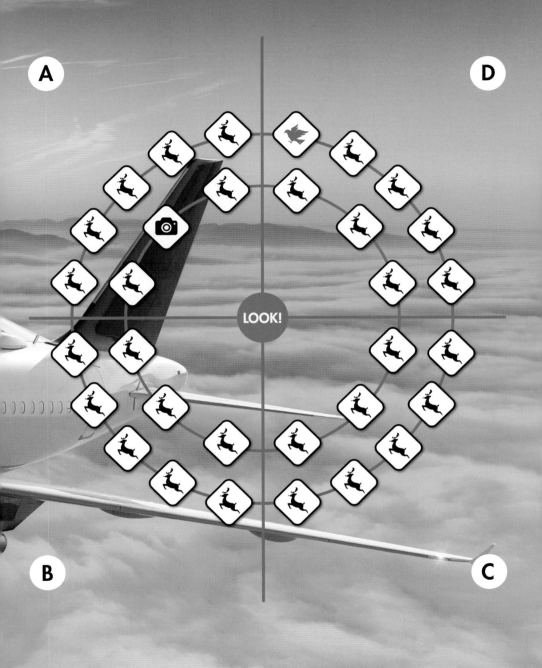

'뇌 지각 훈련법'의 효과

건강한 삶
UP!

집중력
UP!

교통사고
방지 UP!

주의력
UP!

사고력
UP!

반사신경
UP!

기억력
UP!

치매 예방
UP!

판단력
UP!

PART **1**

훈련 1주 차

Day 1 ~ Day 7

QUESTION

Q1. 빨간 동그라미 위의 과일 중에서 종류가 다른
것은 어느 구역에 있나요?

Q2. 'Q1'의 종류가 다른 과일은 무엇인가요?

Q3. 초록 동그라미 위의 그림 중에서 모양이 다른
것은 어느 구역에 있나요?

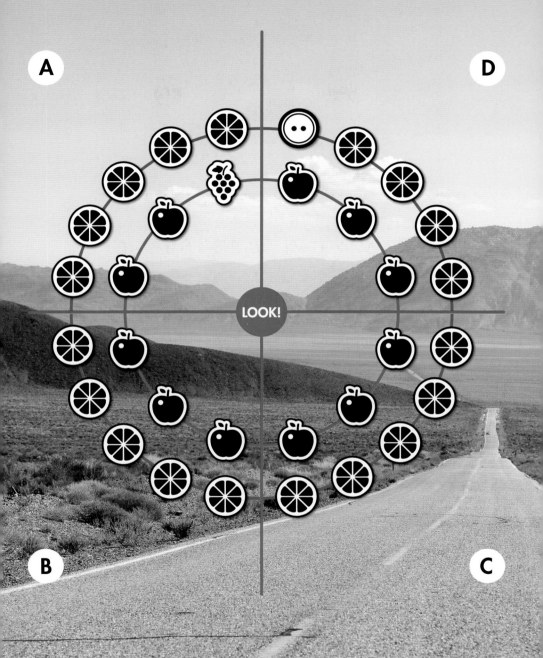

QUESTION

Q1. 빨간 동그라미 위의 그림 중에서 모양이 다른 것은 어느 구역에 있나요?

Q2. 'Q1'의 모양이 다른 것은 어떤 부분인가요?

Q3. 초록 동그라미 위의 운동 기구 중에서 종류가 다른 것은 어느 구역에 있나요?

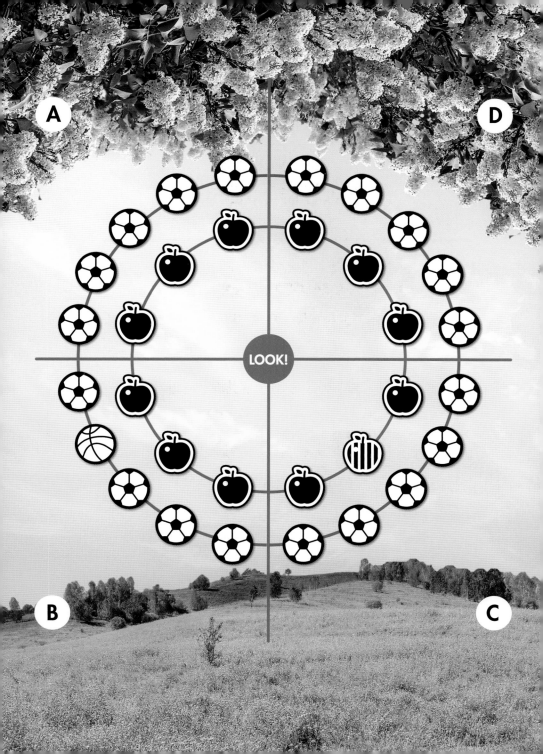

QUESTION

Q1. 빨간 동그라미 위의 과일 중에서 커다란 사과는 몇 개인가요?

Q2. 빨간 동그라미 위의 과일 중에서 사과가 아닌 것은 어느 구역에 있나요?

Q3. 초록 동그라미 위에 놓인 그림 중에서 모양이 다른 것은 어느 구역에 있나요?

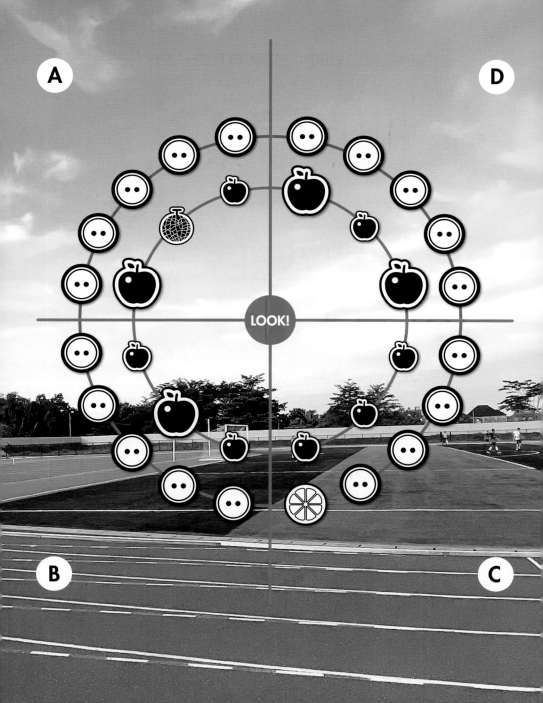

QUESTION

Q1. 빨간 동그라미 위의 검은색 트럼프 카드는 몇 장인가요?

Q2. 빨간 동그라미 위의 카드 중에서 트럼프 카드가 아닌 것은 어느 구역에 있나요?

Q3. 초록 동그라미 위의 동전 중에서 모양이 다른 것은 어느 구역에 있나요?

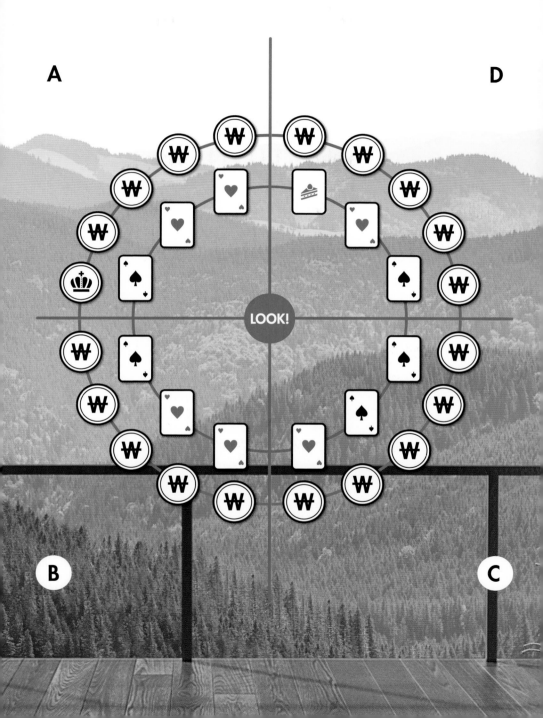

QUESTION

Q1. 그림의 개수가 가장 적은 구역은 어디인가요?

Q2. 빨간 동그라미 위의 그림 중에서 모양이 다른
것은 어느 구역에 있나요?

Q3. 초록 동그라미 위의 해양 생물 중에서 종류가
다른 것은 어느 구역에 있나요?

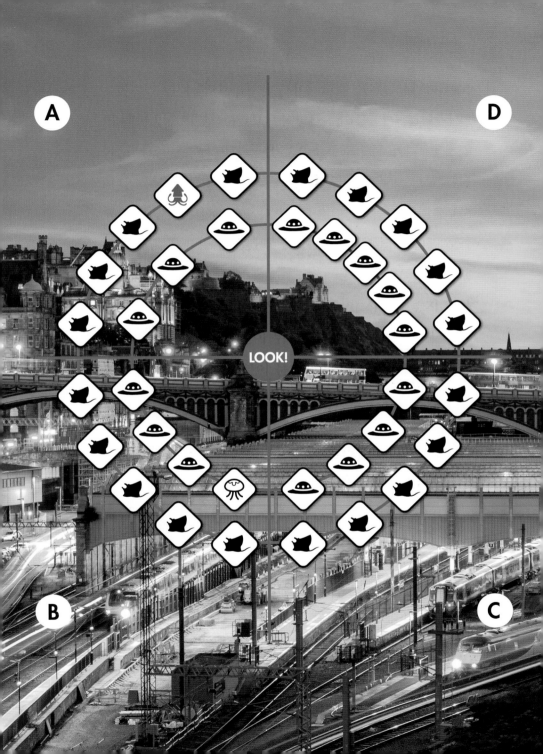

QUESTION

Q1. 빨간 동그라미 위의 그림 중에서 모양이 다른 것은 어느 구역에 있나요?

Q2. 'Q1'의 모양이 다른 것은 어떤 그림인가요?

Q3. 초록 동그라미 위의 그림 중에서 모양이 다른 것은 무엇인가요?

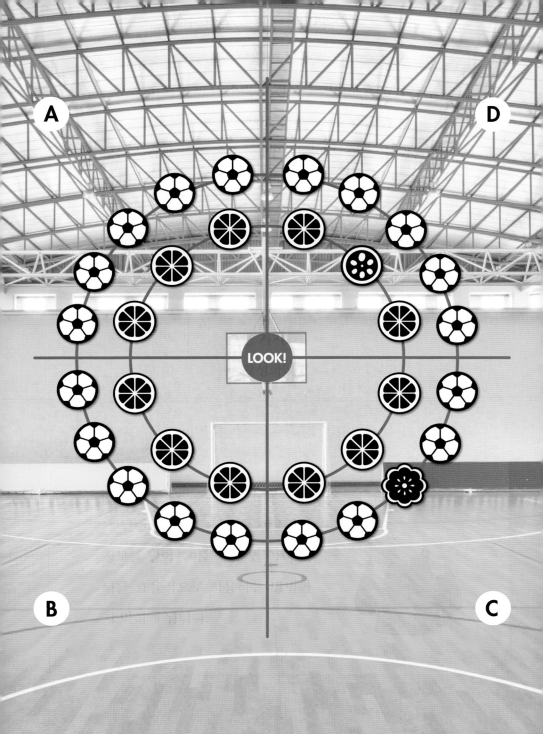

QUESTION

Q1. 빨간 동그라미 위의 그림 중에서 숫자가 다른 것은 어느 구역에 있나요?

Q2. 'Q1'의 다른 숫자는 무엇인가요?

Q3. 초록 동그라미 위의 그림 중에서 모양이 다른 것은 무엇인가요?

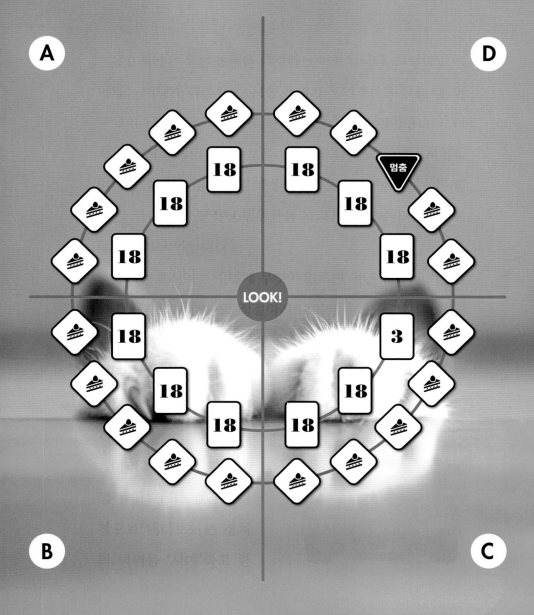

DAY 1

Q1. A

Q2. 포도

Q3. D

DAY 2

Q1. C

Q2. 줄무늬가 있음

Q3. B

DAY 3

Q1. 4개

Q2. A

Q3. C

DAY 4

Q1. 5장

Q2. D

Q3. A

DAY 5

Q1. A

Q2. B

Q3. A

DAY 6

Q1. D

Q2. 연근

Q3. 꽃

DAY 7

Q1. C

Q2. 3

Q3. 멈춤 표지판

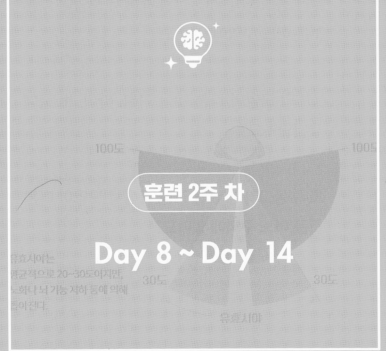

PART **2**

미국의 플로리다대학교와 애리조나대학교에서 65~89세의 건강한 고령자 256명을 대상으로 연구한 결과, 지속적으로 유효시야를 단련한 사람은 그렇지 ○○ 사람에 비해 전두엽, 측두엽, 두정엽, 후두엽 영역의 소뇌, 중앙구조, 도엽까지 뇌 기능이 전반적으로 활성화 상태에 있다는 것을 알게 되었습니다. 유효시야만 잘 단련해도 뇌 기능의 종합적인 능력이 높아진다고 할 수 있는 거지요.

100도   100도

훈련 2주 차

Day 8 ~ Day 14

유효시야는
평균적으로 20~30도이지만,   30도   30도
노화나 뇌 기능 저하 등에 의해
줄어진다.

유효시야

QUESTION

Q1. 빨간 동그라미 위의 그림 중에서 모양이 다른 것은 어느 구역에 있나요?

Q2. 'Q1'의 모양이 다른 것은 가위, 바위, 보 중에 무엇인가요?

Q3. 초록 동그라미 위의 그림 중에서 모양이 다른 것은 어느 구역에 있나요?

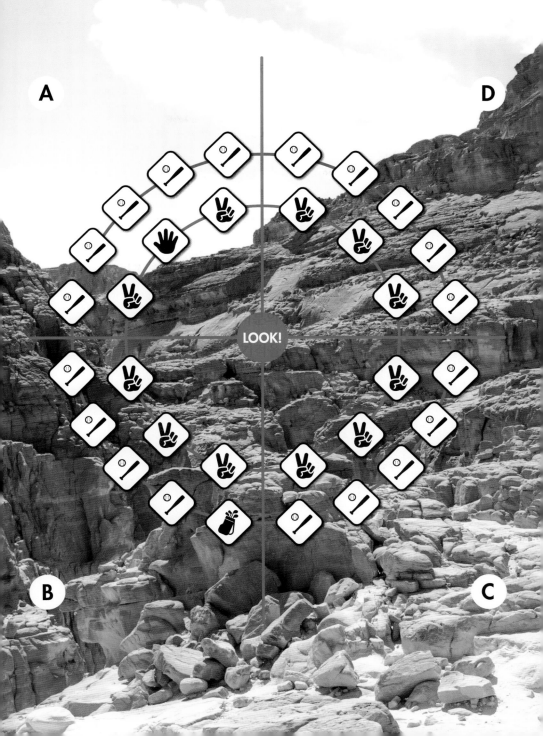

A

D

LOOK!

B

C

QUESTION

Q1. 빨간 동그라미 위의 동전 중에서 모양이 다른 것은 어느 구역에 있나요?

Q2. 'Q1'의 모양이 다른 동전은 무엇인가요?

Q3. 초록 동그라미 위의 그림 중에서 모양이 다른 것은 어느 구역에 있나요?

A

D

LOOK!

B

C

QUESTION

Q1. 빨간 동그라미 위의 커다란 해양 생물은 몇 마리인가요?

Q2. 빨간 동그라미 위의 해양 생물 중에서 종류가 다른 것은 어느 구역에 있나요?

Q3. 초록 동그라미 위의 그림 중에서 모양이 다른 것은 어느 구역에 있나요?

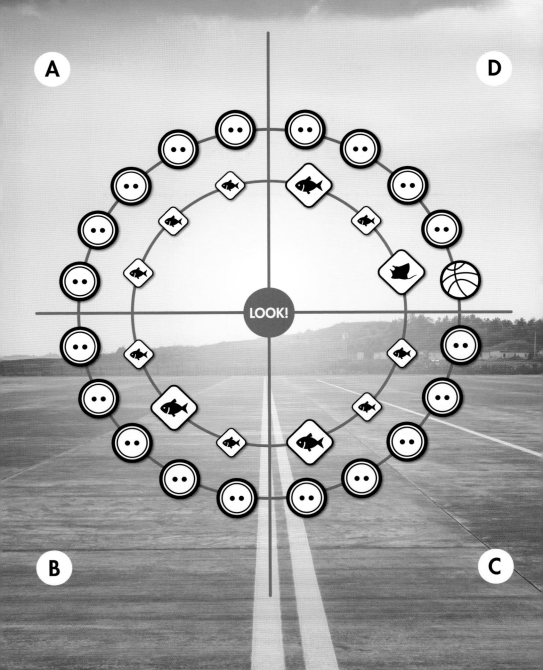

QUESTION

Q1. 빨간 동그라미 위의 표지판 중에서 종류가 다른 것은 어느 구역에 있나요?

Q2. 'Q1'의 종류가 다른 표지판은 무엇인가요?

Q3. 초록 동그라미 위의 그림 중에서 헬기가 아닌 것은 어느 구역에 있나요?

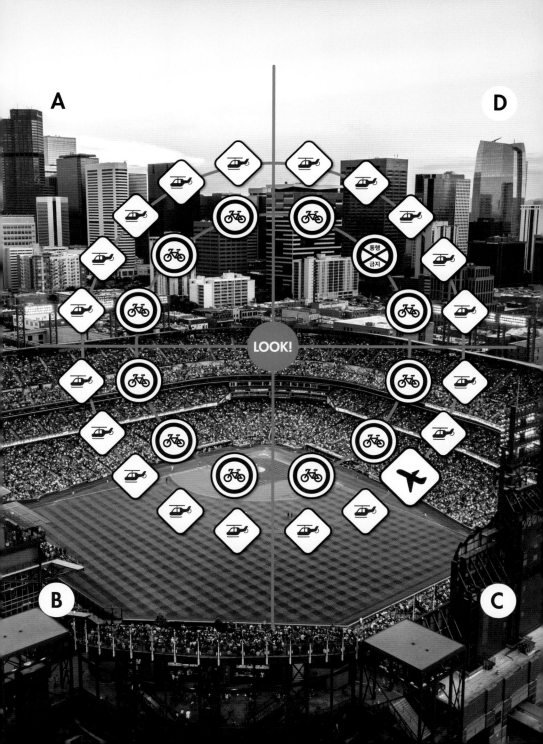

LOOK!

QUESTION

Q1. 그림의 개수가 가장 적은 구역은 어디인가요?

Q2. 빨간 동그라미 위의 그림 중에서 모양이 다른
것은 무엇인가요?

Q3. 초록 동그라미 위의 해양 생물 중에서 종류가
다른 것은 어느 구역에 있나요?

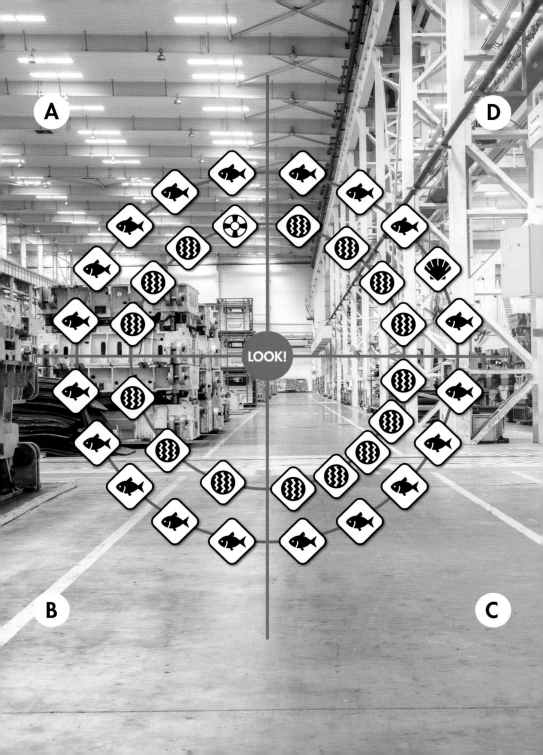

LOOK!

QUESTION

Q1. 빨간 동그라미 위의 그림 중에서 색깔이 다른 것은 어느 구역에 있나요?

Q2. 빨간 동그라미 위의 그림 중에서 모양이 다른 것은 무엇인가요?

Q3. 초록 동그라미 위의 탈것 중에서 종류가 다른 것은 어느 구역에 있나요?

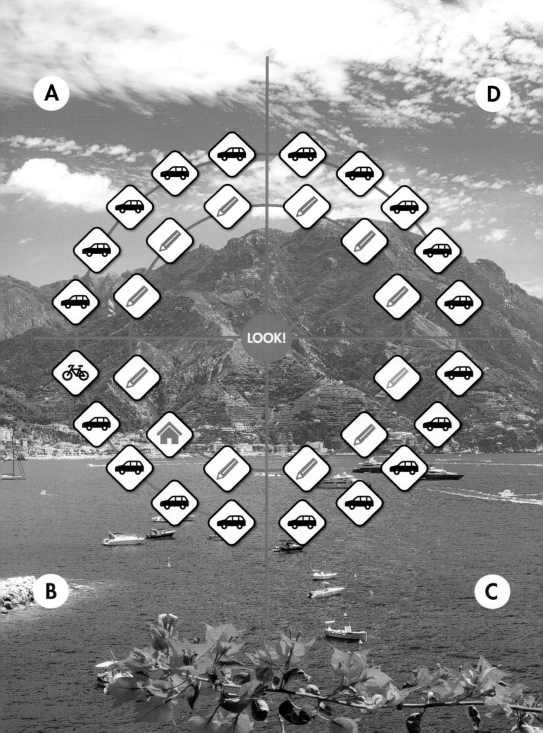

QUESTION

Q1. 빨간 동그라미 위의 그림 중에서 숫자가 다른 것은 어느 구역에 있나요?

Q2. 'Q1'의 다른 숫자는 무엇인가요?

Q3. 초록 동그라미 위의 그림 중에서 모양이 다른 것은 무엇인가요?

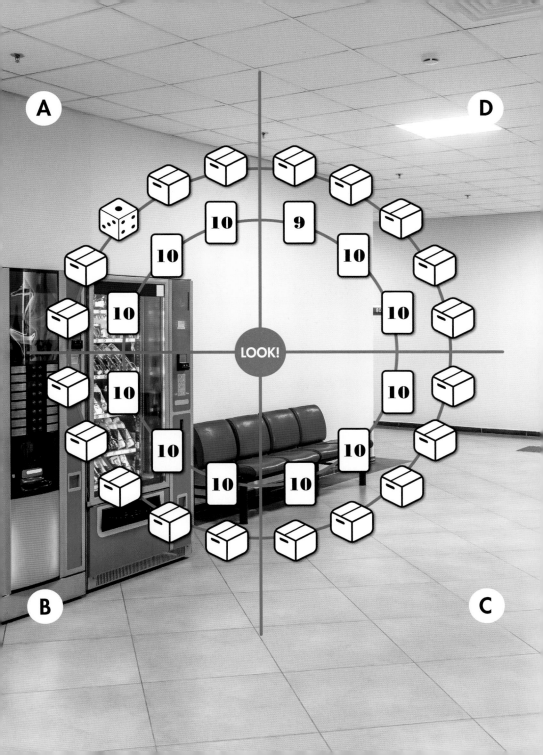

DAY 8

Q1. A

Q2. 보

Q3. B

DAY 9

Q1. D

Q2. 별

Q3. B

DAY 10

Q1. 4마리

Q2. D

Q3. D

DAY 11

Q1. D

Q2. 통행 금지

Q3. C

DAY 12

Q1. B

Q2. 튜브

Q3. D

DAY 13

Q1. C

Q2. 집

Q3. B

DAY 14

Q1. D

Q2. 9

Q3. 주사위

PART **3**

훈련 3주 차

Day 15 ~ Day 21

QUESTION

Q1. 빨간 동그라미 위의 그림 중에서 모양이 다른
것은 어느 구역에 있나요?

Q2. 'Q1'의 모양이 다른 그림은 무엇인가요?

Q3. 초록 동그라미 위의 탈것 중에서 종류가 다른
것은 어느 구역에 있나요?

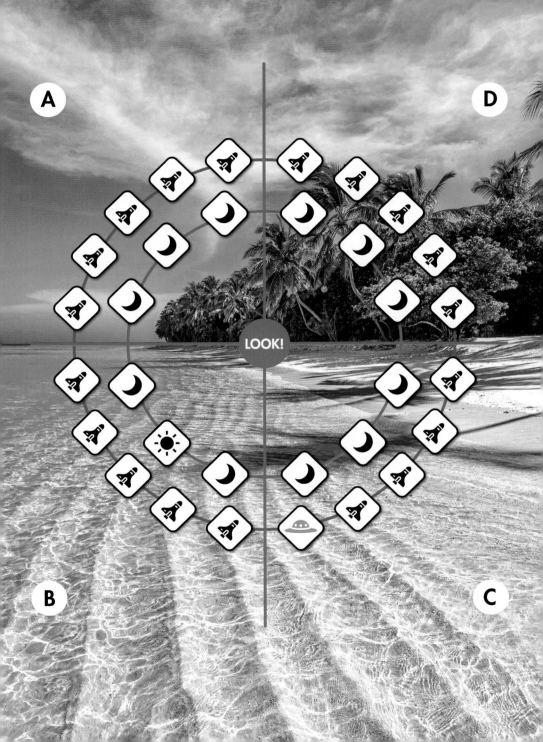

QUESTION

Q1. 빨간 동그라미 위의 그림 중에서 모양이 다른 것은 어느 구역에 있나요?

Q2. 'Q1'의 모양이 다른 그림은 무엇이 다른가요?

Q3. 초록 동그라미 위의 동물 중에서 종류가 다른 것은 어느 구역에 있나요?

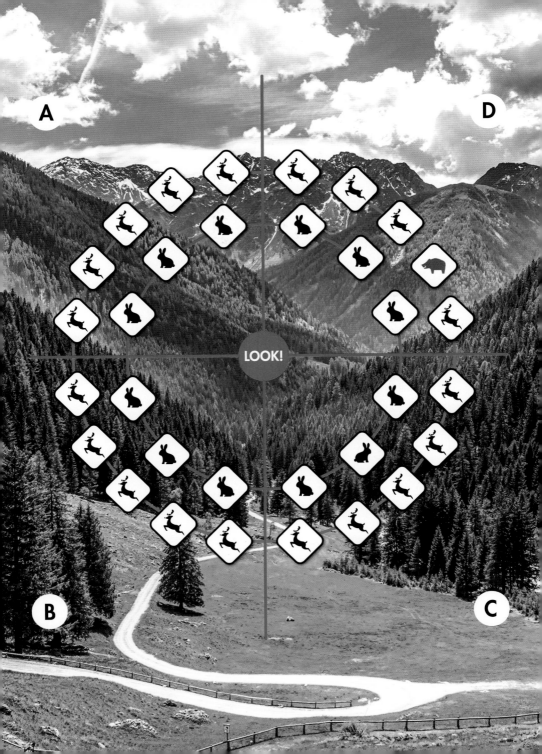

QUESTION

Q1. 빨간 동그라미 위의 커다란 열기구는 몇 개인
가요?

Q2. 빨간 동그라미 위의 탈것 중에서 열기구가 아
닌 것은 어느 구역에 있나요?

Q3. 초록 동그라미 위의 그림 중에서 모양이 다른
것은 어느 구역에 있나요?

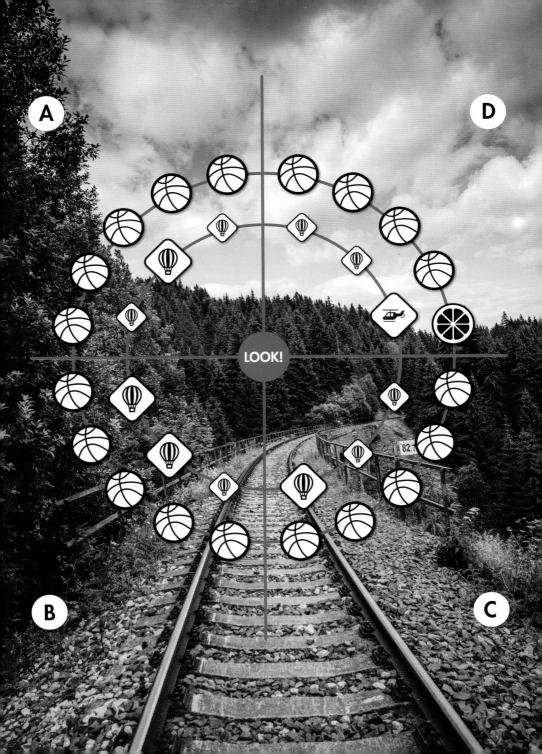

QUESTION

Q1. 빨간 동그라미 위의 하얀색 꽃은 총 몇 송이인 가요?

Q2. 빨간 동그라미 위의 그림 중에서 꽃이 아닌 것 은 어느 구역에 있나요?

Q3. 초록 동그라미 위의 그림 중에서 모양이 다른 것은 어느 구역에 있나요?

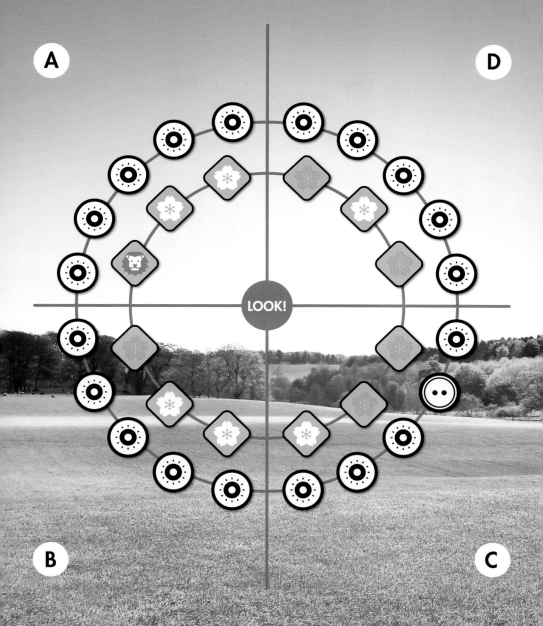

QUESTION

Q1. 그림의 개수가 가장 적은 구역은 어디인가요?

Q2. 빨간 동그라미 위의 그림 중에서 모양이 다른 것은 무엇인가요?

Q3. 초록 동그라미 위의 그림 중에서 모양이 다른 것은 무엇인가요?

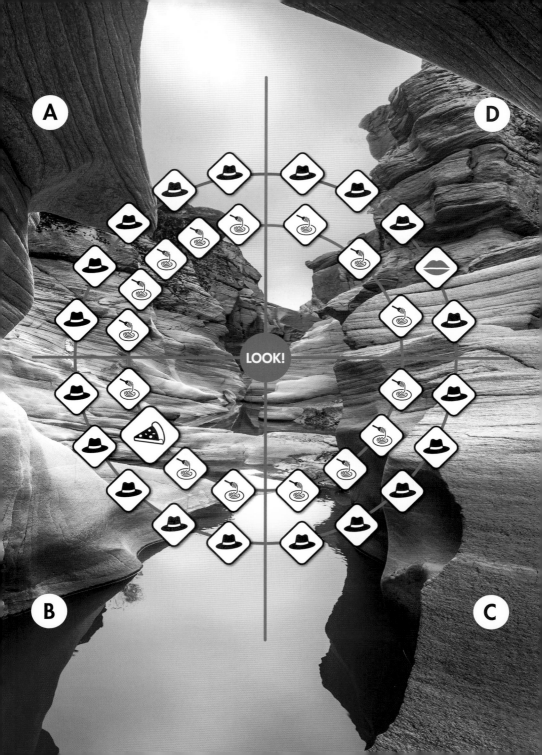

QUESTION

Q1. 빨간 동그라미 위의 그림 중에서 모양이 다른 것은 어느 구역에 있나요?

Q2. 'Q1'의 모양이 다른 그림은 무엇인가요?

Q3. 초록 동그라미 위의 전자기기 중에서 종류가 다른 것은 어느 구역에 있나요?

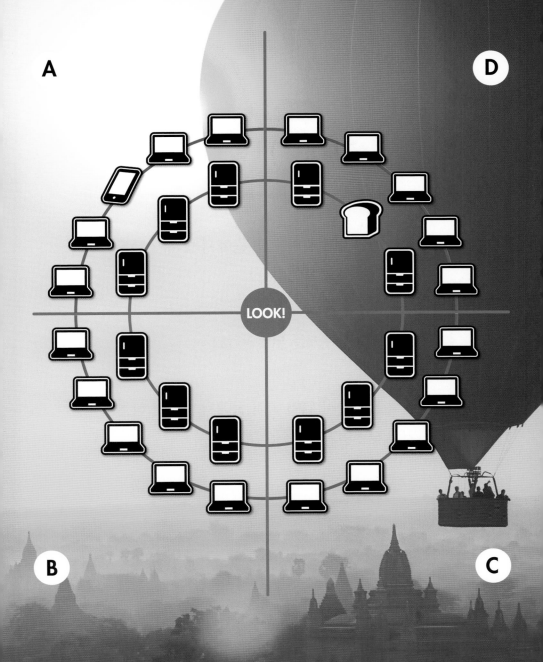

QUESTION

Q1. 빨간 동그라미 위의 그림 중에서 숫자가 다른
것은 어느 구역에 있나요?

Q2. 'Q1'의 다른 숫자는 무엇인가요?

Q3. 초록 동그라미 위의 국기 중에서 종류가 다른
것은 무엇인가요?

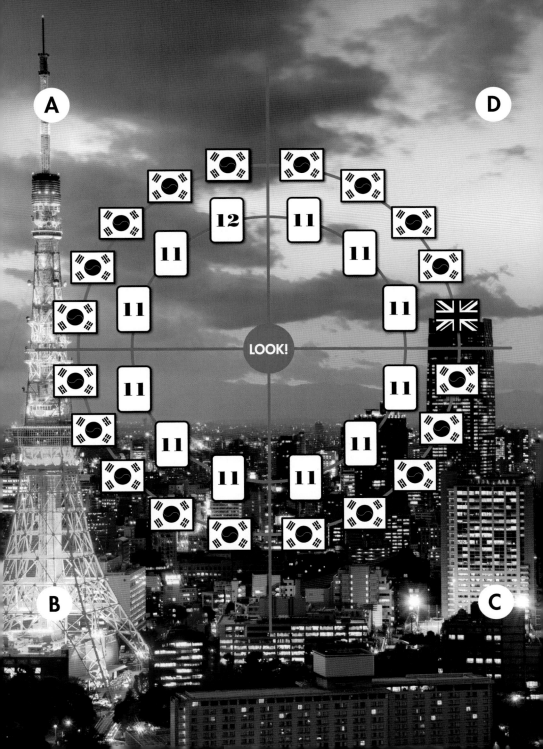

DAY 15

Q1. B

Q2. 해

Q3. C

DAY 16

Q1. C

Q2. 방향이 다름

Q3. D

DAY 17

Q1. 4개

Q2. D

Q3. D

DAY 18

Q1. 6송이

Q2. A

Q3. C

DAY 19

Q1. D

Q2. 피자

Q3. 입술

DAY 20

Q1. D

Q2. 식빵

Q3. A

DAY 21

Q1. A

Q2. 12

Q3. 영국 국기

PART **4**

훈련 4주 차

Day 22 ~ Day 28

QUESTION

Q1. 빨간 동그라미 위의 카드 중에서 모양이 다른
것은 어느 구역에 있나요?

Q2. 'Q1'의 그림이 다른 카드는 무엇인가요?

Q3. 초록 동그라미 위의 그림 중에서 모양이 다른
것은 어느 구역에 있나요?

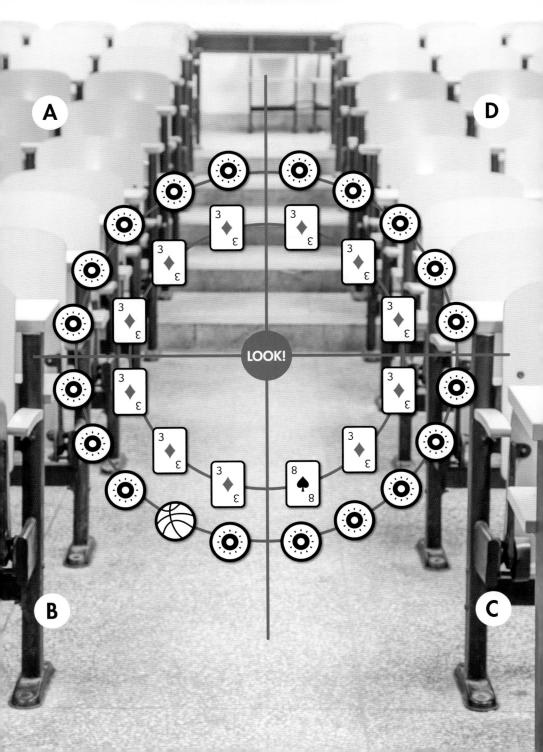

QUESTION

Q1. 빨간 동그라미 위의 과일 중에서 종류가 다른 것은 어느 구역에 있나요?

Q2. 'Q1'의 다른 과일은 무엇인가요?

Q3. 초록 동그라미 위의 과일 중에서 종류가 다른 것은 어느 구역에 있나요?

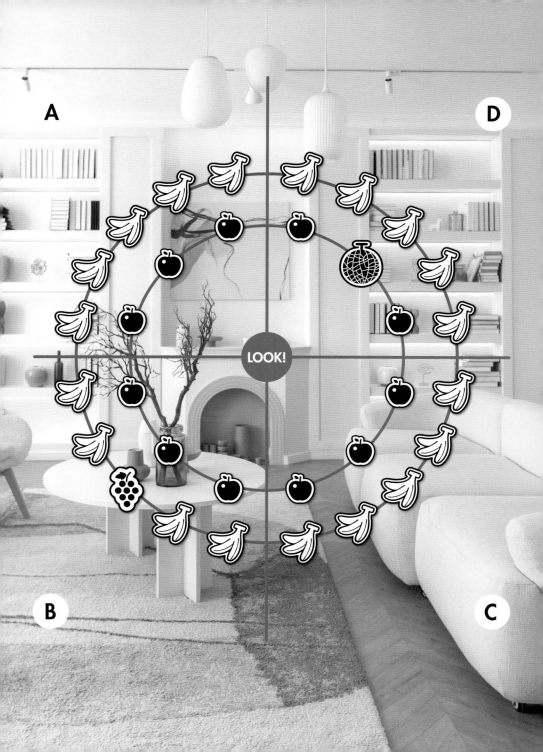

QUESTION

Q1. 빨간 동그라미 위의 커다란 배는 몇 척인가요?

Q2. 빨간 동그라미 위의 그림 중에서 배가 아닌 것
은 어느 구역에 있나요?

Q3. 초록 동그라미 위의 그림 중에서 모양이 다른
것은 어느 구역에 있나요?

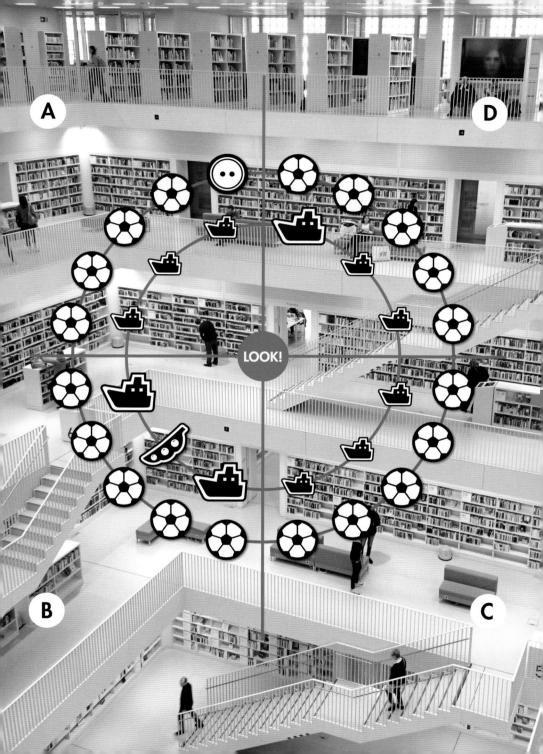

QUESTION

Q1. 빨간 동그라미 위의 파란색 버스는 총 몇 대인
가요?

Q2. 빨간 동그라미 위의 그림 중에서 버스가 아닌
것은 어느 구역에 있나요?

Q3. 초록 동그라미 위의 그림 중에서 모양이 다른
것은 어느 구역에 있나요?

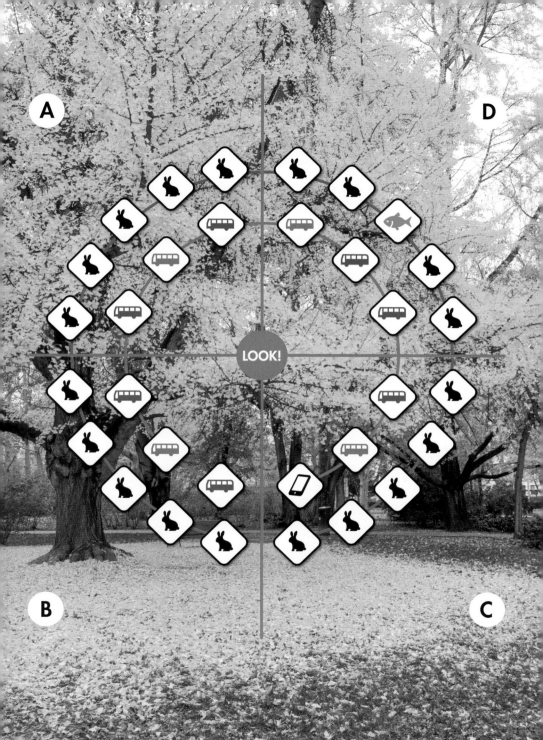

QUESTION

Q1. 그림의 개수가 가장 적은 구역은 어디인가요?

Q2. 빨간 동그라미 위의 그림 중에서 모양이 다른
것은 무엇인가요?

Q3. 초록 동그라미 위의 그림 중에서 모양이 다른
것은 어느 구역에 있나요?

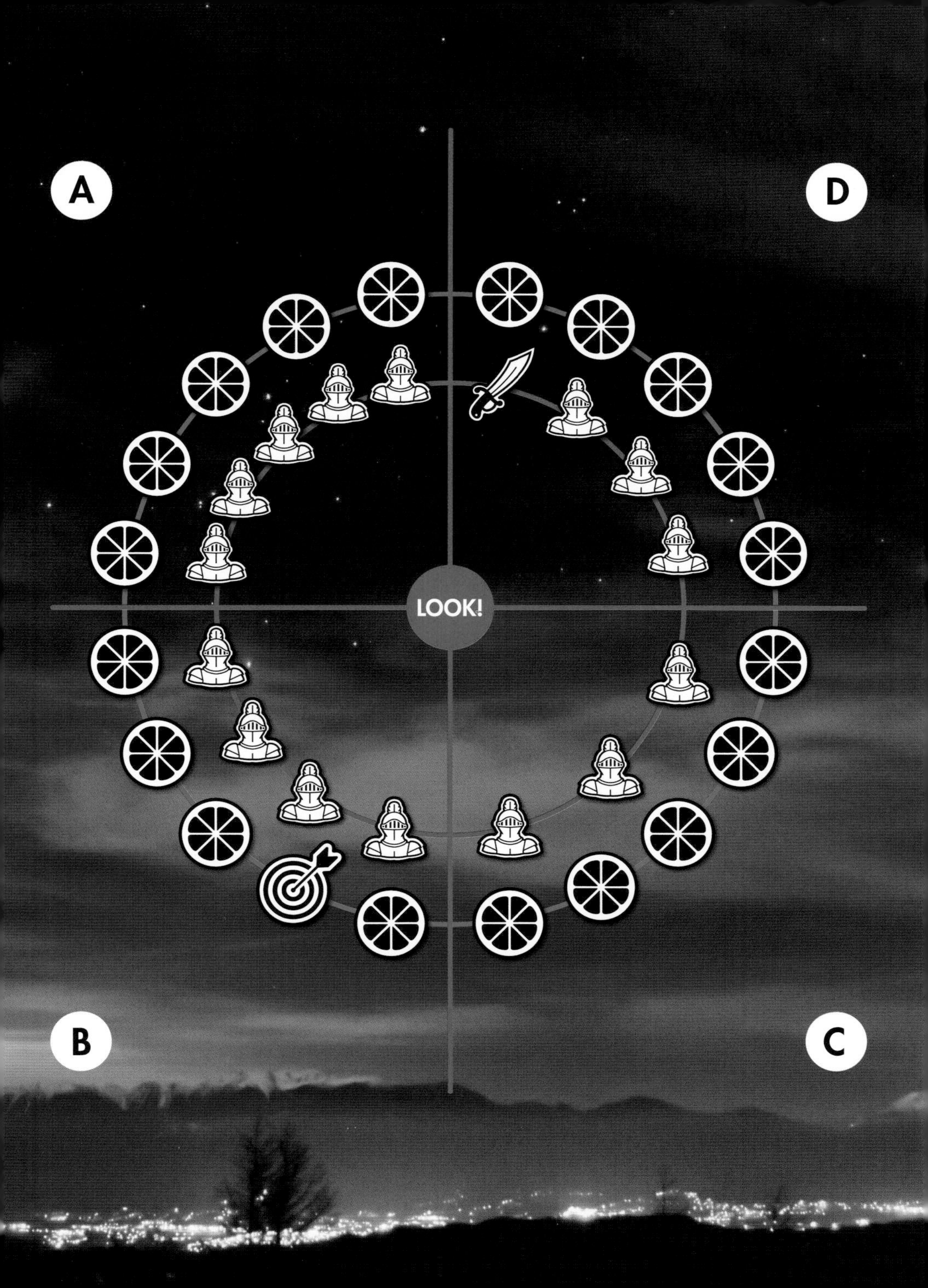
A
D
LOOK!
B
C

QUESTION

Q1. 빨간 동그라미 위의 그림 중에서 색깔이 다른 것은 어느 구역에 있나요?

Q2. 빨간 동그라미 위의 그림 중에서 건물이 아닌 것은 무엇인가요?

Q3. 초록 동그라미 위의 그림 중에서 모양이 다른 것은 어느 구역에 있나요?

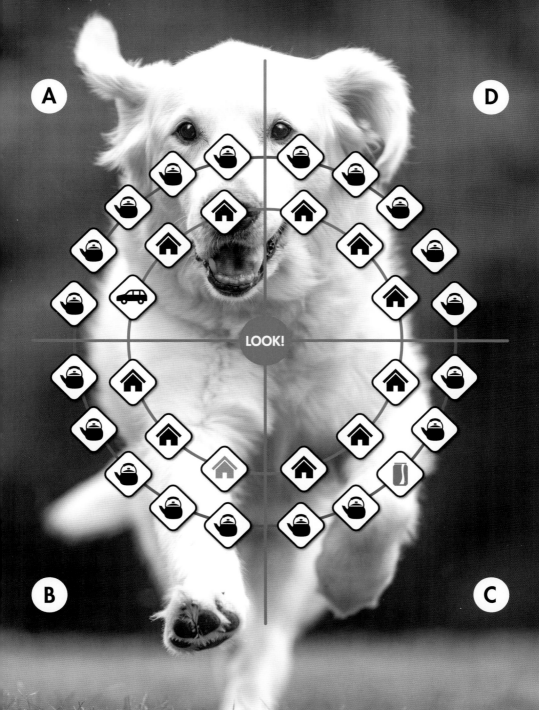

QUESTION

Q1. 빨간 동그라미 위의 그림 중에서 숫자가 다른 것은 어느 구역에 있나요?

Q2. 'Q1'의 다른 숫자는 무엇인가요?

Q3. 초록 동그라미 위의 지폐 중에서 금액이 다른 것은 어느 구역에 있나요?

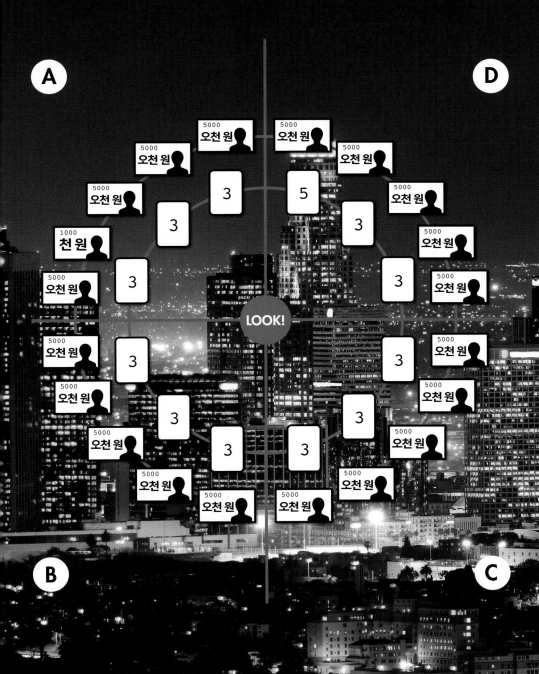

DAY 22

Q1. C

Q2. 스페이드

Q3. B

DAY 23

Q1. D

Q2. 멜론

Q3. B

DAY 24

Q1. 3척

Q2. B

Q3. A

DAY 25

Q1. 7대

Q2. C

Q3. D

DAY 26

Q1. C

Q2. 칼

Q3. B

DAY 27

Q1. B

Q2. 자동차

Q3. C

DAY 28

Q1. D

Q2. 5

Q3. A

PART 5

셀프 뇌 지각 훈련법

신문 경계 읽기

유효시야를 넓히는 쉽고 간단한 방법을 몇 가지 더 알려드리겠습니다. 물론 효과는 '뇌 지각 훈련'보다 떨어질지 몰라도, 주변 물건을 활용하여 아주 손쉽게 시도할 수 있다는 장점이 있습니다. 첫 번째로 소개할 방법은 '신문 경계 읽기'입니다. 이름 그대로 신문만 있으면 어디서나 가능합니다. 신문 대신 달력 같은 것들을 이용해도 좋습니다.

'신문 경계 읽기' 훈련법

① 신문을 활짝 펼친 뒤 두 눈으로 중앙을 바라봅니다. 그리고 어떤 내용이 있는지 읽어봅니다.

② 그 상태에서 시선은 중앙에 고정한 채 조금 떨어진 곳의 글자를 읽습니다.

③ 계속해서 시선은 중앙에 고정합니다. 조금씩 시야를 넓혀가며 더 이상 글자를 읽을 수 없는 곳까지 찾습니다.

④ 글자를 전혀 읽을 수 없는 곳과 어렴풋하게 읽을 수 있는 곳의 경계에 있는 글자를 읽으려고 시도합니다. 걱정하지 마세요. 못 읽어도 괜찮습니다!

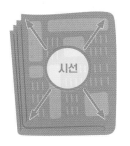

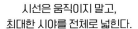
시선은 움직이지 말고,
최대한 시야를 전체로 넓힌다.

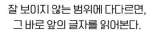
잘 보이지 않는 범위에 다다르면,
그 바로 앞의 글자를 읽어본다.

어떤가요? ①~④를 반복하다 보면 유효시야를 단련할 수 있습니다. '뇌 지각 훈련법'처럼 하루 3분 정도 진행하세요. 이어서 소개할 다른 훈련법들도 마찬가지입니다. 세상에서 가장 쉽고 간단하게 유효시야를 단련할 수 있는 방법이라 자신하지요!

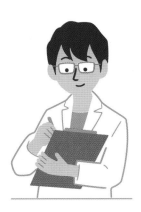

동전 겹치기

이어서 '동전 겹치기' 훈련법을 소개하겠습니다. 이 훈련법으로 우리의 유효시야가 상상 이상으로 좁다는 것을 실감하게 될 겁니다. 재미도 있으니 꼭 한번 해보세요. 다음 장의 ①~③을 꾸준히 반복하다 보면 유효시야가 넓어지는 걸 체감할 수 있습니다.

아, 그런데 요즘은 동전을 잘 안 쓰는 추세던가요? 구하기 어렵다면 서로 크기가 다른 병뚜껑 두 개를 사용해도 무방합니다. 어느 방식이든 즐거운 훈련이 되길 기원합니다!

'동전 겹치기' 훈련법

① 10원짜리 동전을 얼굴 정면으로 들어 올린 뒤 30cm 정도 떨어뜨린 채 바라봅니다.

② 100원짜리 동전을 그 뒤쪽에서 천천히 10원짜리 동전 쪽으로 가져옵니다.

③ 10원과 100원이 맞닿을 만큼 가까워졌을 때, 100원짜리 동전을 확인할 수 있습니다. 주변 사람들과 함께 얼마짜리 동전인지 알려주지 않고 퀴즈를 내도 재미있을 것 같아요!

검지 흔들기

마지막으로 소개할 '검지 흔들기' 훈련법은 세 가지 가운데 가장 간단합니다. 도구도 필요 없습니다. 오로지 검지 하나면 충분하니까요. 너무 쉬워서 "효과가 있는 거 맞아?"라고 의심할 수도 있습니다. 하지만 너무 걱정하지 마세요. 무엇이든 어려운 방법이라면 꾸준히 할 수 없잖아요. 아주 간단한 훈련법으로도 충분히 유효시야를 개선할 수 있다는 걸 알려드리지요.

'검지 흔들기' 훈련법

① 눈에서 30cm 정도 떨어진 거리에다가 정면으로 검지를 들어 올립니다.

② 두 눈으로 검지를 응시합니다. 그 상태에서 시야는 움직이지 않은 채 검지를 위쪽으로 움직입니다. 더 이상 손가락이 보이지 않는다면, 다시 정면으로 검지를 가져옵니다.

③ 똑같은 방법으로 검지를 아래쪽, 왼쪽, 오른쪽으로도 움직이며 반복합니다.

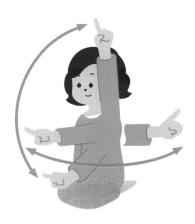

작가의 말

　4주 동안의 뇌 지각 훈련법은 어땠나요? 효과는 물론이고, 새로운 시도를 했다는 자체만으로도 여러분의 뇌는 충분히 활성화됐을 겁니다. 또한 안과 전문의로서 이 자리를 빌려, 정기적인 안과 검진이 중요하다는 당부도 드리고 싶어요. 섬망, 수면장애처럼 치매라 생각하는 증상의 원인 대부분이 사실은 시력 저하 때문인 경우가 많거든요. 뇌 기능을 걱정하기만 하고 이런 사소한 증상들을 방치한다면, 결과적으로 눈을 통해 들어오는 정보가 차단되어 인지기능 저하로 이어지게 되거든요.

눈을 잘 관리하는 일은 활력 있는 뇌를 유지하기 위해 그 무엇보다 중요합니다. 이 책에서 소개한 뇌 지각 훈련법은 과학적으로 증명된 유일한 뇌 노화 예방법이라고 감히 얘기할 수 있습니다. 물론 하루가 다르게 의학이 발전하고 있으니, 다른 방법들도 금방 등장하겠지요. 여러분, 넓은 시야를 가지고 다양한 것들에 도전하길 바랍니다. 뇌 지각 훈련법의 최종 목표는 나이가 들어도 넓은 시야를 유지하며 인생의 높은 질과 멋을 마지막까지 누리는 거거든요. 이 책이 그 목표를 이루는 데 조금이나마 도움이 되면 좋겠습니다. 모두 건강하시길!

– 안과 전문의 히라마쓰 루이

참고문헌

1 Alzheimers Dement 2017 Nov 7;3(4): 603-611. Speed of processing training results in lower rist of dementia Jerri D 1, Huiping Xu 2, Daniel O 3, Lin T Guey 4, Lesley A Ross 5, Frederick W Unverzaht 6.

2 Neurosci Biobehav Rev 2018 Jan:84:72-91. doi: 10.1016/j.neu biorev.2017.11.004. Epub 2017 Nov 22. Systematic review and meta-analyses of useful field of view cognitive training Jerri D Edwards 1, Bernadette A Fausto 2, Amber M Tetlow 3, Richard T Corona 4, Elise G Valdes 5.

3 Cereb Cortex. 2022 May 1; 32(9): 1993-2012. Published online 2021 Sep 20. doi: 10.1093/cercor/bhab332 PMCID: PMC9070333 PMID: 34541604 Functional Neural Correlates of a Useful Field of View (UFOV)-Based fMRI Task in Older Adults.

4 Ophthalmic Physiol Opt 2014 Sep;34(5):509-18. doi: 10.1111/opo.12148. Cognitive speed of processing training in older adults with visual impairments Amanda F Elliott 1, Melissa L O'Connor, Jerri D Edwards.

5 PLoS One. 2013; 8(5): e61624. A Randomized Controlled Trial of Cognitive Using a Visual Speed of Processing Intervention in Middle Aged and Older Adults Fredric D. Wolinsky, 1 , * Mark W. Vander Weg, 2 M. Bryant Howren, 2 Michael P. Jones, 3 and Megan M. Dotson 4.

6 J Am Geriatr Soc. 2010 Nov;58(11):2107-13. d Cognitive training decreases motor vehicle collision involvement of older drivers Karlene Ball 1, Jerri D Edwards, Lesley A Ross, Gerald McGwin Jr Am J Ophthalmol 2022 Mar:235:7-14.

옮긴이 김윤희

경희대학교 일어일문학과를 졸업하고, 출판번역 전문 에이전시 베네트랜스에서 전속 번역가로 활동 중이다. 옮긴 책으로는 《3분만 바라보면 눈이 젊어진다》, 《노화가 잘 못됐습니다》, 《아이를 혼내기 전에 읽는 책》, 《시시하게 살지 않겠습니다》, 《야노 시호의 셀프케어》 등 다수가 있다.

3분만 바라보면 뇌가 젊어진다

2024년 11월 13일 초판 1쇄 | 2024년 11월 27일 2쇄 발행

지은이 히라마쓰 루이 **옮긴이** 김윤희
펴낸이 이원주

책임편집 류지혜 **디자인** 정은예
기획개발실 강소라, 김유경, 강동욱, 박인애, 이채은, 조아라, 최연서, 고정용
마케팅실 양근모, 권금숙, 양봉호, 이도경 **온라인홍보팀** 신하은, 현나래, 최혜빈
디자인실 진미나, 윤민지 **디지털콘텐츠팀** 최은정 **해외기획팀** 우정민, 배혜림, 정혜인
경영지원실 홍성택, 강신우, 김현우, 이윤재 **제작팀** 이진영
펴낸곳 (주)쌤앤파커스 **출판신고** 2006년 9월 25일 제406-2006-000210호
주소 서울시 마포구 월드컵북로 396 누리꿈스퀘어 비즈니스타워 18층
전화 02-6712-9800 **팩스** 02-6712-9810 **이메일** info@smpk.kr

ⓒ 히라마쓰 루이(저작권자와 맺은 특약에 따라 검인을 생략합니다)
ISBN 979-11-94246-38-1 (03510)

쌤앤파커스(Sam&Parkers)는 독자 여러분의 책에 관한 아이디어와 원고 투고를 설레는 마음으로 기다리고 있습니다. 책으로 엮기를 원하는 아이디어가 있으신 분은 메일 book@smpk.kr로 간단한 개요와 취지, 연락처 등을 보내주세요. 머뭇거리지 말고 문을 두드리세요. 길이 열립니다.